BEI GRIN MACHT SICH IHR WISSEN BEZAHLT

- Wir veröffentlichen Ihre Hausarbeit, Bachelor- und Masterarbeit

- Ihr eigenes eBook und Buch - weltweit in allen wichtigen Shops

- Verdienen Sie an jedem Verkauf

Jetzt bei www.GRIN.com hochladen und kostenlos publizieren

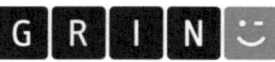

Spiel in der pädiatrischen Ergotherapie. Ein Unterrichtsentwurf

Evelyn Rupp

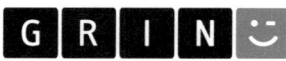

Bibliografische Information der Deutschen Nationalbibliothek:

Die Deutsche Nationalbibliothek verzeichnet diese Publikation in der Deutschen Nationalbibliografie; detaillierte bibliografische Daten sind im Internet über http://dnb.d-nb.de abrufbar.

ISBN: 9783346903952
Dieses Buch ist auch als E-Book erhältlich.

Druck und Bindung: Books on Demand GmbH, Norderstedt Germany
Gedruckt auf säurefreiem Papier aus verantwortungsvollen Quellen

Das vorliegende Werk wurde sorgfältig erarbeitet. Dennoch übernehmen Autoren und Verlag für die Richtigkeit von Angaben, Hinweisen, Links und Ratschlägen sowie eventuelle Druckfehler keine Haftung.

Das Buch bei GRIN: https://www.grin.com/document/1370611

Projektarbeit im Rahmen der Lehrprobe

für die Fachrichtung

Gesundheitspolitik

Medizinalfachberufe B.A.

Thema der Unterrichtsstunde:

Spiel in der pädiatrischen Ergotherapie

Abgabedatum: 13.06.2023

Lernfeld/Unterrichtsfach: Ergotherapeutische Mittel: Spiele Pädiatrie

Einzellehrprobe

vorgelegt von

Evelyn Rupp

Inhaltsverzeichnis

1 Hinführung zum Thema

Spielen – was bedeutet es für Kinder?

„Kinder verbringen in den ersten sechs Lebensjahren rund 15.000 Stunden damit ihre Welt spielerisch zu erkunden. […] Mit Hilfe des Spiels entwickelt das Kind seine geistigen und körperlichen Fähigkeiten und trainiert unterschiedliche Sinnesfunktionen. „Spielen und Lernen sind in der kindlichen Entwicklung eine Einheit, die nicht zu trennen ist. Dazu braucht jedes Kind Gelegenheit, Ermutigung, Zeit, Toleranz und ein anregendes Umfeld." (Schaefgen, 2007, S.87)

In dieser Unterrichtseinheit soll die Bedeutung des Spiels im pädiatrisch - ergotherapeutischen Kontext dargestellt werden.

Bei der Unterrichtseinheit soll das Interesse geweckt werden, das Spiel in seiner Bedeutsamkeit für die kindliche Entwicklung kennenzulernen. Unter Anwendung des therapeutischen Mittels „Spiel" soll außerdem ansatzweise der Bezug zum therapeutischen Kontext hergestellt werden.

1.1 Bedingungsanalyse

Die Unterrichtseinheit findet ihre Begründung im Lehrplan für die Fachschule für Ergotherapie. Diese ist im Lernfeld 14 „ergotherapeutische Mittel - Spiel" eingegliedert. Die Lerngruppe befindet sich im ersten Ausbildungsjahr und besteht aus insgesamt 6 Personen, davon sind 4 weiblich und 2 männlich. Das Alter der Lernenden ist weitgehend homogen (zwischen 17 und 23 Jahren). Der Bildungsstand differiert. Vier von ihnen haben einen Realschulabschluss und zwei das Abitur. Da sich die Lerngruppe im zweiten Semester des ersten Ausbildungsjahres befindet und somit noch nicht im Praktikum war, konnten die Teilnehmer noch keine praktischen Erfahrungen im pädiatrischen Bereich der Ergotherapie sammeln. Da alle Lernenden gerade dabei sind, parallel zu diesem Unterricht im Fach Psychologie mit dem Unterrichtsinhalt „kognitive Entwicklungsphasen nach Piaget" zu absolvieren, kann davon ausgegangen werden, dass schon einige grundlegende Kenntnisse im pädiatrischen Bereich bestehen und praktische Bezüge in den Unterricht mit einfließen können. Das Klima in der Klasse ist ausgeglichen, die Lernenden sprechen sich untereinander mit „Du", Lehrende und Lernende sprechen sich gegenseitig mit „Sie" an. Die Lerngruppe ist aufgeschlossen und wissbegierig, es besteht ein guter Kontakt und Austausch miteinander und zur lehrenden Person.

1.2 Bisheriger Unterricht

Das Thema" kindliche Entwicklung" mit dem Unterrichtsinhalt „vorgeburtliche Entwicklung" und die Entwicklung des Gehirns wurde bereits von der Fachdozentin für neurophysiologische Behandlungsverfahren eingeleitet und mit dem Thema „emotionale Entwicklung" daran angeknüpft. In dem Unterrichtsfach Psychologie werden aktuell die kognitiven Entwicklungsphasen mit dessen Vertreter Jean Piaget behandelt. Das Fach Spiel befindet sich am Anfang des Unterrichtfeldes und hat einen Umfang von insgesamt 30 Unterrichtseinheiten mit einer Doppelstunde (90 Min.) pro Woche. Das Lehrfach schließt mit verschiedenen Spielanalysen in der praktischen Anwendung ab. Im direkten Anschluss folgt das Fach „Spiel" im psychosozialen Bereich mit weiteren 30 Unterrichtseinheiten.

Die Lerngruppe ist mir durch den Fachunterricht Berufskunde, welcher ganz zu Anfang der Ausbildung zu unterrichten ist, bekannt.

2 Inhalts- und Sachanalyse

2.1 Theoretische Inhalte

Spielen – was bedeutet es für Kinder?

Während Spielen für Erwachsene oft nur ein unterhaltsamer Zeitvertreib ist, ist Spielen für Kinder so etwas wie Arbeit: im Spiel erfährt das Kind sich selbst und den Umgang mit den Dingen und Menschen dieser Welt. Beobachten wir Kinder beim Spielen, fällt immer wieder auf, mit welchem Eifer, mit welcher Ernsthaftigkeit und Hingabe und mit welcher Freude sie bei der Sache sind. Dabei ist das Kind beim Spielen nicht an einem bestimmten Ziel oder Zweck orientiert, es geht vielmehr um die Tätigkeit selbst, um die Erfahrungen, die es dabei machen kann, und um den Prozess des Spielens selbst. (vgl. Renner, 2008)

Spielen als eigenaktive Förderung

Wygotski bezeichnet Spielen als die in der Entwicklung der Kinder führende und in der frühen Kindheit dominierende Tätigkeit. Er geht davon aus, dass das Kind beim Spielen immer über den Mitteln seines Alters steht:

"Das Verhältnis zwischen Spiel und Entwicklung ist vergleichbar dem Verhältnis zwischen Unterricht und Entwicklung. Das Spiel geht mit Veränderungen der Bedürfnisse einher und mit allgemeinen Veränderungen des Bewusstseins. Das Spiel ist Quelle der Entwicklung und schafft die Zone nächster Entwicklung... und dadurch gelangt das Kind auf das höchste Niveau der Entwicklung [...]" (Wygotski, 1980, S. 482).

Überbegriffe Spielformen

Sensomotorisches Spiel (Funktionsspiel)

Das Kind hat Freude an Körperbewegungen und wiederholt diese immer wieder über eine lange Zeit. Diese Bewegung richtet sich mehr und mehr auf Gegenstände, zunächst auf eigene Körperteile und einige wenige Objekte aus der Umwelt (vgl. Oerter/Montada, 1987, S. 216)

Informations-/Explorationsspiel

„Der Umgang mit Gegenständen zeigt bei dieser Aktivitätsform Erkundungsfunktion. Das Kind will herausbekommen, was man mit den Gegenständen machen kann, wie sie beschaffen sind oder wie sie innen aussehen (z.B. Zerlegen von Spielgegenständen)" (Oerter/Montada, 1987, S. 218).

Konstruktionsspiel

Beim Konstruktionsspiel benutzt das Kind Gegenstände, um aus ihnen bzw. mit ihrer Hilfe einen Zielgegenstand herzustellen, z.B. ein Bauwerk, eine Zeichnung, eine geformte Figur, ein konstruiertes Gerät (Fahrzeug, Maschine). Es müssen zwei Klassen von Gegenständen gehandhabt und aufeinander bezogen werden (vgl. Oerter/Montada, 1987, S. 216).

Symbolspiel

„Das Kind deutet einen Spielgegenstand sowie das auf ihn bezogene Handeln nach eigenen Wunsch- und Zielvorstellungen um. Die Handlungen selbst aber werden aus dem sozialen Umfeld, d.h. aus Erfahrungen, die das Kind bislang gemacht hat, übernommen. Zu dieser Form des Spiels zählen die Puppenspiele […], aber auch soziale Spiele, die dann im Regelfall die Bezeichnung Rollenspiel erhalten" (Oerter/Montada, 1987, S. 218).

Rollenspiel

„Das Zusammenspiel mehrere Personen, die fiktive Rollen bekleiden, auch soziodramatisches Spiel genannt, gewährleistet über kürzer oder länger die Aufrechterhaltung koordinierten gemeinsamen Handelns. (Oerter/Montada, 1987, S. 218).

Regelspiel

Beim Regelspiel werden die Regeln zum Spielinhalt oder stehen zumindest stark im Vordergrund des Spiels. Daneben sind Regeln in vieler Hinsicht für die Entstehung und Aufrechterhaltung des Spiels wichtig (vgl. Renner, 2008, S.130)

2.2 Ausprägung der Kompetenzbereiche

Fachkompetenz/Sachkompetenz

Die Lernenden sind es gewöhnt, Arbeitsaufträge eigenständig und konzentriert zu bearbeiten, anschließend zu präsentieren und zu reflektieren. Sie treten neuen Inhalten aufgeschlossen entgegen. Die Grundmotivation ist als Mittel einzustufen und die Arbeitseinstellung kann als gut bis befriedigend bewertet werden. Die Leistungsfähigkeit der Lernenden schätze ich zum aktuellen Zeitpunkt jedoch unterschiedlich ein. Während einige Lernenden komplexe Aufgaben schnell bewältigen, benötigen andere mehr Zeit und teilweise Hilfestellungen.

Methodenkompetenz

Seit Beginn des Schuljahres 2022/2023 haben die Lernenden bereits verschiedene Methoden in unterschiedlichen Arbeitsformen kennengelernt. Die Lernenden sind mit den Methoden Lernlandkarte, Partner- und Gruppenarbeit vertraut und werden diese gut umsetzen können. Sich einen Text erschließen und diesen einem anderen in eigenen Worten wiedergeben ebenfalls.

Sozialkompetenz

Das Klima in der Klasse empfinde ich als angenehm. Die Lernenden pflegen einen freundlichen und respektvollen Umgang miteinander, was den Unterrichtserfolg positiv beeinflusst. Ebenso verhalten sich die Lernenden gegenüber der Lehrenden respektvoll und freundlich. Die Lernenden sind teamfähig, kooperativ und hilfsbereit und können konstruktive Kritik äußern und annehmen.

Selbstkompetenz

Die Lernenden zeigen Bereitschaft sich auf Unterrichtsinhalte einzulassen und nehmen Unterrichtsvorhaben positiv entgegen. Die Leistungsbereitschaft und das Engagement können als gut eingestuft werden. Es wurden von Beginn der Ausbildung an am Ende des Unterrichts Blitzlichtrunden eingeführt, die den Lernenden die Möglichkeit bieten sich zu reflektieren. Außerdem zeigen sich die Lernenden in der Lage einen Bezug zu ähnlichen Unterrichtsinhalten herzustellen.

3 Didaktik und Methodik

3.1 Lehrplanbindungen/Vorgaben

Das Lernfeld „Ergotherapeutische Mittel" ist ein Pflichtbestandteil der vorgegebenen Lehrveranstaltungen und beginnt im 2. Semester. Hierunter fallen die Fächer Hilfsmittel, Schienen, technische Medien und Spiele mit insgesamt 200 Unterrichtseinheiten. Für die Planung von Relevanz sind die Fächer Neurophysiologische Behandlungsverfahren Pädiatrie, Psychologie, spezielle Krankheitslehre in der Pädiatrie und Kinder- und Jugendpsychiatrie.

3.2 Didaktische und methodische Analyse

Der Unterricht zum Thema Spiel, bei dem ein Themenschwerpunkt „die Spielentwicklung" und „Spiel als therapeutisches Medium" wird mit einem Zitat von Jean Piaget eingeleitet, um das Interesse und die Aufmerksamkeit auf das neue Unterrichtsfach zu lenken. Mit einer anschließenden Brainstorming-Phase unter der Fragestellung und Besprechung zu: „Womit haben Sie als Kind gespielt?" Und „Was war Ihr Lieblingsspiel?" werden Inhalte des Themengebiets angesteuert. Hierzu wird die Methode des selbstorganisierten Lernens - der Lernlandkarte - verwendet, um die Lernenden zu einem Austausch und zur aktiven Auseinandersetzung mit der Erarbeitung anzuregen. (vgl. Groß, 2023). Die Sammlung der Spiele erfolgt an der Tafel/Whiteboard (Clustern). Dazu werden die Lernenden von der Lehrenden aufgefordert ihre Ideen auf Moderationskarten festzuhalten, an der Tafel/Whiteboard zu fixieren und im Plenum ihre Bedeutung für sich selbst mitzuteilen. Dadurch findet ein Informationsaustausch und eine einheitliche Visualisierung statt. (vgl. Groß, 2023). Außerdem wird im Ansatz einen Bezug zum therapeutischen Zweck hergestellt. Ist die Sammlung abgeschlossen, indem alle Karten fixiert sind, werden die Karten den Spielbereichen zugeordnet. Die Lehrende fordert die Lernenden dazu auf zunächst selbstständig bekannte Überbegriffe für die jeweiligen Spielbereiche zu finden. Die Lehrende bringt zur Unterstützung die Spielformen in die Erarbeitung mit ein, indem sie die in einzeln auf Moderationskarten aufgeschriebenen Spielformen nacheinander vorstellt. Sie klärt in Kürze deren Bedeutung und macht deutlich, dass dies im weiteren Verlauf

Unterrichtsgegenstand sein wird. Durch diese Weise soll zunächst das Vorwissen aktiviert werden und gleichzeitig Begriffe für die weiterführende Unterrichtseinheit bekannt werden. Mit den Überschriften „Spielen – was bedeutet das für Kinder und „Spielen als eigenaktive Förderung", soll die Schülerschaft dazu angeregt werden darüber nachzudenken, welche Bedeutung und Funktion das Spiel für sie selbst hatte, um einen Transfer zu Kindern im herzustellen mit Aussicht auf mögliche therapeutische Relevanz. Außerdem soll den Lernenden dadurch die Relevanz des Spiels als ergotherapeutisches Mittel hingeführt werden. Hierzu bietet sich das Lehrer-Schüler-Gespräch an, da hier die Lehrende ihr erworbenes Fachwissen einfließen lassen kann. Im letzten Abschnitt des Unterrichts wird ein Bezug zu dem Zitat von Piaget nochmals aufgegriffen, um einen Rückbezug zu den Spielerfahrungen der Lernenden herzustellen und die Unterrichtseinheit auszuleiten. Darüber hinaus sollen mit einem Ausblick das Interesse und die Aufmerksamkeit auf das neue Thema in Form eines Lehrenden-Lernenden-Gesprächs gelenkt werden. Zuletzt wird ein Überblick der Lehrenden über den weiteren Verlauf des Unterrichtsfaches den Lernenden mitgeteilt.

3.3 Lernziel der Stunde

1. Rückblick auf eigenes Spielverhalten und Spielaktivität der Kindheit erinnern

2. sich der Bedeutsamkeit des Spiels bewusst   werden

3. die Lernenden sollen Überbegriffe für Spiele finden

4. den therapeutischen Bezug des Spiels in Ansatz kennenlernen

3.4 Methodische Überlegungen zur Sozialform und Medien

Der Unterrichtsentwurf ist auf eine Lerngruppe von 6 Lernenden ausgerichtet. Im Allgemeinen wird die Sozialform das Plenum sein, dabei dient es als Informationsmarktplatz und kann im Rahmen der Themenerarbeitung als Möglichkeit der Bekanntgabe von Ergebnissen fungieren. Außerdem besitzt das Plenum die Funktion der Ergänzung und Zusammenführung von Sachinhalten, was sich als Sozialform zur Grundlage einer gemeinsamen Themenerarbeitung eignet.

Da der Unterricht in der Realität mit meiner Studiengruppe durchgeführt wird, werde ich die Teilnehmer mit „Du" ansprechen und zu Anfang der Stunde auf die Mitteilung der Rahmenbedingungen, mit denen das Unterrichtsfach zu bestehen ist, verzichten. Ebenso unterlasse ich es auch, einen Überblick über den Gesamtverlauf des Faches zu geben. Während des Unterrichts erkundige ich mich üblicherweise, ob die Lernenden mit bestimmten Begriffen vertraut sind und kläre diese gegebenenfalls im Verlauf. Das lasse ich aufgrund der aktuellen Gegebenheiten aus.

Einstiegsphase:

Für den Einstieg, welcher die Begrüßung, die eigene Vorstellung und die Themenvorstellung beinhaltet, wird mit dem Informationsmedium einer Power Point Präsentation unterstützt. Dieses Medium dient der Begleitung der gesamten Inhalte. Es werden zunächst die Lernziele für diese Unterrichtseinheit vorgestellt. Daraufhin wird die Folie mit dem Zitat von Friedrich Schiller aufgelegt, um die Lernenden an das Thema heranzuführen.

Erarbeitungsphase:

Daran anschließend erscheint die Folie mit den ersten beiden Fragen. Die Lernenden werden dazu aufgefordert sich in ihre eigenen Spielerfahrungen in Erinnerung zu rufen. Diese Methode ermöglicht Vorerfahrung und Vorkenntnisse zu rekrutieren. Dies erfolgt zunächst durch das gemeinsame Sammeln von alltäglichen Kinderspielen in Form einer Brainstorming- Phase. Folgend werden in der Cluster- Phase von den Lernenden die Karten nach Spielbereichen sortiert und Doppelnennungen übereinandergelegt oder aussortiert. Die Lernenden sollen Überschriften für die jeweiligen Bereiche finden, dies wird mit Moderationskarten der Lehrenden ergänzt. Diese aktive Beteiligung und Darstellungsweise durch die Moderationskarten ermöglicht eine Integration des visuellen und auditiven Lerntyps, was eine größtmögliche Mitarbeit der Lernenden bezweckt. Sind die Cluster mit den Überbegriffen versehen, werden die Lernenden aufgefordert sich zu überlegen was die jeweiligen Spielbereiche für Fertigkeiten fördern. Mit der folgenden Folie „Spielen – was bedeutet es für Kinder" und „Spielen als eigenaktive Förderung" hat den Sinn, die Lernenden zum eigenständigen Denken anzuregen und tiefer in das Thema zu einzusteigen. Die Sammlung der Antworten erfolgt im Plenum durch Brainstorming, da es zunächst um eine Ideenfindung geht. Das dient dazu die Lernenden zur aktiven Auseinandersetzung anzuregen. Mit der Folie „Spiel als therapeutisches Medium" halte ich einen Lehrvortrag mit unterstützender Power Point Präsentation, um Fachwissen zu vermitteln.

Ausstiegsphase:

Mit einer "Blitzlichtrunde" werden die Lernenden aufgefordert mit einem Daumenhandzeichen erkennen zu geben, wieviel sie aus der Lerneinheit mitnehmen konnten. Sind die Daumen überwiegend nach unten gerichtet, bittet die Lehrende die Schüler darum, zu notieren welche Lerninhalte vertieft werden sollen. Dies würde in der kommenden Einheit aufgegriffen werden. In Form eines Lehrenden Vortrags wird die Unterrichtseinheit inhaltlich durch Verabschiedung und Ausblick auf die darauf folgende Stunde abgeschlossen.

3.5 Geplanter Stundenablauf/Verlaufsplan

Tabelle 1: Geplanter Unterrichtsablauf für eine Unterrichtseinheit von 45 Minuten (eigene Darstellung)

Zeit	Phase	Inhalte	Medien	Methode	Sozialform	Lernziel
ca. 5 min.	Einstiegsphase	Begrüßung, Vorstellung, Themeneinstieg, Einstiegsfragen	Power Point Präsentation (PPP), Beamer	Lehrervortrag Brainstorming	Plenum	Durch das Zitat zum Nachdenken über die Spielbedeutung anregen
ca. 20 min.	Erarbeitung	Fragen, Spielen – Bedeutung für die Lernenden selbst, Spiele zuordnen	Visualisierung an der Tafel bzw. Whiteboard, Moderationskarten	Lernlandkarte, Brainstorming, Clusternpraktische Arbeit S-S-G	Plenum Gruppendiskussion	Die Lernenden sollen sich durch einen Rückblick auf ihr eigenes Spielverhalten in der Kindheit und dessen Bedeutung bewusstwerden. Sie sollen den Spielen Überbegriffe zuordnen können.
ca. 13 min.	Erarbeitung	Spielen - Bedeutung für Kinder und als eigenaktive Förderung	PPP, Beamer	S-L-G	Plenum, Gruppendiskussion	Die Lernenden sollen dazu angeregt werden über die Bedeutung des Spiels für Kinder und Spiel als eigenaktive Förderung nachzudenken.
ca. 5 min.	Reflexion/Ergebnissicherung	Zusammentragung der Ergebnisse, Ausblick	PPP, Beamer	Schüler-Lehrer-Gespräch (S-L-G)	Plenum	Inhalte für Lernende zugänglich machen, Lernlandkarte abfotografieren, Skript austeilen
ca. 2 min.	Ausstiegsphase	Verabschiedung,	PPP, Beamer	Lehrervortrag, Blitzlicht	Plenum	Selbstreflexion

3.6 Gerätebedarf

Whiteboard oder Tafel

Whiteboardmarker oder Kreide

Magnete

Moderationskarten

Marker

Notebook oder Laptop (Power Point Präsentation)

Beamer

4 Ausblick auf die weitere Unterrichtsplanung

In der folgenden Stunde wird ein Bezug zur vorangegangenen Stunde hergestellt und ggf. Klärungsbedarf in Form eines Lehren-den-Lernenden-Gesprächs herbeigeführt. Dies stellt die Integration der erworbenen Lerninhalte sicher. Um sich mit der Wortbedeutung „Spiel" näher auseinanderzusetzen und tiefer in die Thematik einzusteigen werden Definitionen von verschiedenen Interpreten den Lernenden ausgeteilt. Die einzelnen Definitionen werden mit Unterstützung der Power Point Präsentation sichtbar. Jeder Lernende wird von der Lehrenden dazu animiert eine Definition vorzulesen. Anschließend werden die Lernenden dazu aufgefordert sich in Dreiergruppen zusammenzufügen und eine eigene Definition auszuarbeiten, um diese im Anschluss dem Plenum vorzustellen. Das soll dazu dienen, sich Klarheit über die Definition Spiel zu verschaffen. Anschließend werden gemeinsam die Merkmale des Spiels herausgearbeitet, daraufhin aufbauend werden die Spielformen, welche sich in der kindlichen Entwicklung herausbilden, erarbeitet. Um die Spielform systematisch und detailliert bearbeiten zu können, wird an dieser Stelle die Reihenfolge der Spielform in der jeweiligen Entwicklungsphase gemeinsam mit einem Lehrenden-Lernenden-Gespräch erarbeitet und anschließend in Kleingruppen von den Lernenden zugeordnet. Das dient dem Zweck, ein qualitativ besseres Ergebnis, als es meist bei der Einzelarbeit der Fall ist, zu erzielen. Im Plenum werden die Ergebnisse zusammengetragen. Im weiteren Unterrichtsverlauf wird mit einem Filmbeitrag die Thematik „Die Bedeutung des Spiels in einer mediengeprägten Alltagswelt" eingeleitet. Hierzu wird ein Fachartikel über eben dieses Thema den Schüler in zwei Kleingruppen ausgeteilt. Aus den darin enthaltenen Informationen und den Aussagen des Filmbeitrags vervollständigen die Lernenden einen Lückentext. Nach Beendigung werden die Ergebnisse in einem Lehrenden-Lernenden-Gespräch zusammen verglichen und ggf. ergänzt oder verbessert, sodass alle das gleiche Ergebnis haben. Daraufhin erfolgt eine Konsequenzanalyse im Plenum für die therapeutische Intervention. Folgend wird auf die Unfähigkeit zu spielen eingegangen und auf die Folgen der kindlichen Entwicklung Bezug genommen. Dies geschieht zunächst mit einer Texterarbeitung aus verschiedenen Fachartikeln. Im Weiteren wird die zuvor angekündigte Spielanalyse vorgestellt und anhand eines Beispiels im Plenum besprochen, um danach die praktische Durchführung in Kleingruppen, mit verschiedenen Spielen aus den unterschiedlichen Spielbereichen, auszuführen. Dies hat den Vorteil, einen unmittelbaren praktischen Bezug zu dem theoretischen Thema der Lehrveranstaltung zu schaffen. Dadurch lernen die Auszubildenden die Anwendung des Spiels in der Ergotherapie im therapeutischen Bezug durchzuführen.

Literaturverzeichnis

Groß H. (2023). Munterrichtsmethoden. In: https://physiolink.thieme.fh-

Kayser A.; Kayser E. (2001). Spiel, Spielen, Therapie. Eine Theorie des Spielsens und ihre Anwendung auf das Spiel in der Ergotherapie. Idstein: Deutscher Verband der Ergotherapeuten e.V.

Oerter R., Montada L. (1987). Entwicklungspsychologie. 2. Auflage. München: Psychologie Verlags Union.

Oelke U., Meyer H. (2014). Didaktik und Methodik für Lehrende in Pflege- und Gesundheitsberufen. 1. Auflage. Berlin: Cornelsen Schulverlage GmbH

Renner M. (2008). Spieltheorie und Spielpraxis. Ein Lehrbuch für pädagogische Berufe. 3. Auflage. Freiburg im Breisgau: Lambertus-Verlag.

Schaefgen R. (2007). Praxis der sensorischen Integrationstherapie. Erfahrungen mit dem ergotherapeutischen Konzept. Stuttgart: Georg Thieme Verlag.

Schenk-Danzinger L. (1995). Entwicklungspsychologie. 23. Auflage. Wien: Österreichischer Bundesverlag Gesellschaft m.b.H.

Scheuerl H. (1977). Das Spiel. Untersuchungen über sein Wesen, seine pädagogischen Möglichkeiten und Grenzen. Weinheim/Basel: Beltz-Verlag

Steffers G., Feydt-Schmidt A. (2005) Pädiatrie. München: Urban & Fischer Verlag.

Wygotski L. S. (1980). Das Spiel und seine Bedeutung in der psychischen Entwicklung des Kindes In: El`konin, D. (Hrsg.) Psychologie des Spiels. Köln

Anhang

Überschriften Spielformen

- ➤ Sensomotorisches Spiel/Funktionsspiel
- ➤ Informationsspiel/Explorationsspiel
- ➤ Konstruktionsspiel
- ➤ Symbolspiel/Fiktionsspiel
- ➤ Rollenspiel
- ➤ Regelspiel

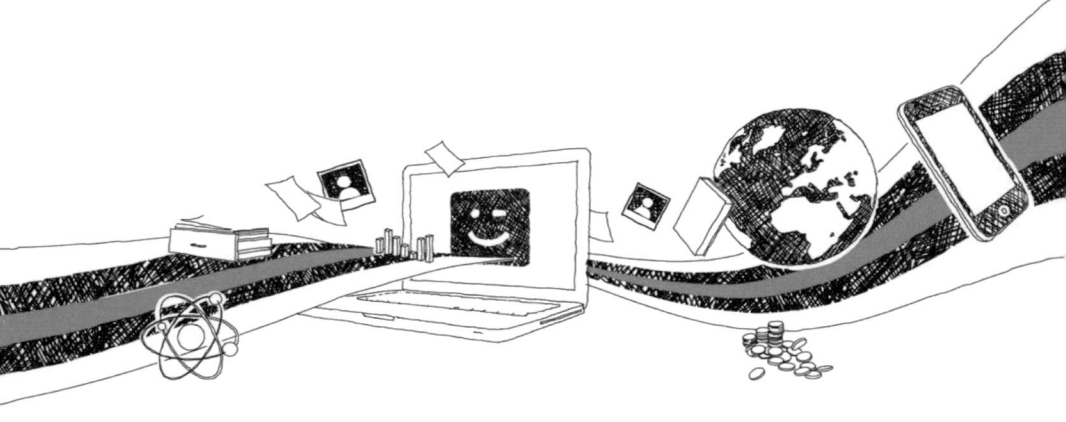
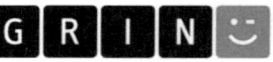